Dr D'ARBOIS DE JUBAINVILLE

LAURÉAT DE LA FACULTÉ DE PARIS

LES

ADÉNOÏDIENS

NON OPÉRABLES

ÉTUDE CLINIQUE

ET TRAITEMENT HYDROMINÉRAL

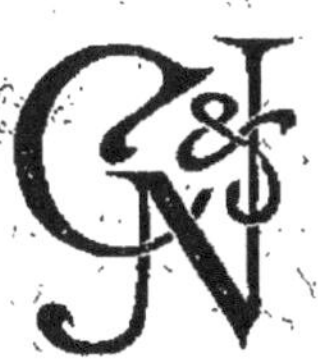

PARIS

Georges CARRÉ et C. NAUD, Éditeurs

3, RUE RACINE, 3

1899

Dr D'ARBOIS DE JUBAINVILLE

LAURÉAT DE LA FACULTÉ DE PARIS

LES

ADÉNOÏDIENS

NON OPÉRABLES

ÉTUDE CLINIQUE

ET TRAITEMENT HYDROMINÉRAL

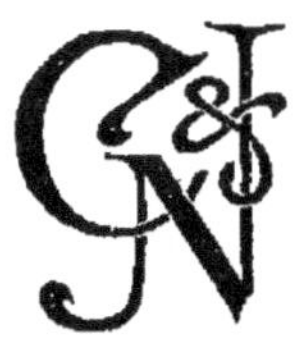

PARIS

GEORGES CARRÉ ET C. NAUD, ÉDITEURS

3, RUE RACINE, 3

1899

Souvent, l'opération est du reste impérieusement exigée par l'état du sujet.

L'intervention doit être immédiate quand l'adénoïdien est atteint d'otite et que, la période aiguë ayant disparu, l'état inflammatoire existe encore. Si l'otite est catarrhale, on attend la diminution de l'otorrhée ; si l'otite est purulente, après le traitement de l'affection auriculaire et la diminution de l'écoulement, on curette les végétations. Il n'est donc pas nécessaire d'attendre la guérison complète du processus inflammatoire de l'oreille (H. Hessler, *Sem. méd.*, 1898).

Une indication de la rapidité dans l'intervention nous est spécifiée par Rey (*Jahrb. fur Kinderheilk*, 1897), quand les végétations adénoïdes produisent « la terreur nocturne », symptôme inquiétant par les phénomènes cérébraux qu'il peut provoquer, très fréquent, suivant cet auteur, qui le rencontre comme signe ordinaire chez tous ses adénoïdiens.

L'opération est nécessaire quand des déformations faciales et thoraciques se produisent, quand le travail cérébral est difficile à l'enfant (Castex, *tumeurs adénoïdes du pharynx, traité de chir. clin.*, 1897), quand on se trouve en présence d'un adulte chez lequel on observe des troubles semblables à ceux de l'enfant ou des phénomènes spéciaux, comme des céphalalgies persistantes ou de l'asthme nasal (Bertrand, *Thèse de Paris*, 1898).

L'opération est encore indispensable quand cette « barrière » de l'organisme, comme l'appelle notre maître le professeur Dieulafoy, est envahie par les tubercules : cette porte d'entrée à l'infection tuberculeuse doit disparaître, surtout quand les facteurs principaux de cette affection sont l'hérédité ou l'existence chez les ascendants d'une infection chronique, comme la tuberculose (Gradenigo, *Ann. des mal. de l'oreille*, 1898).

L'opération est utile si on est amené à craindre de graves

complications irréparables, d'après l'antécédent du sujet et sa diathèse acquise, naso-pharyngite postérieure aiguë, scarlatine (Mac Caw., *N. Y. med. journ.*, avril 1898).

Dans tous ces cas, nous devons prescrire une opération radicale si les végétations adénoïdes se trouvent parmi les variétés que nous avons indiquées. Lors même qu'aucune complication n'est apparue, il convient également d'enlever les tumeurs un peu volumineuses et suffisamment circonscrites.

Mais, au fur et à mesure qu'on a mis les doigts dans une gorge d'enfant d'une part, et que de l'autre, on a étudié les complications des végétations adénoïdes, on s'est aperçu :

1° Qu'il y avait, à côté de ces tumeurs circonscrites et chirurgicales, des affections du rhino-pharynx diffuses, mal limitées, et peut-être encore mal définies au point de vue anatomo-pathologique, qui créent des états analogues à ceux des adénoïdiens. La végétation adénoïde est-elle une tumeur ou une simple hypertrophie glandulaire, comme la définit Mac Caw ?

2° Que les adénoïdiens types conservaient longtemps encore, après l'ablation de leurs tumeurs, des états pathologiques variés, créés sans doute sous l'influence de leur maladie rhino-pharyngienne et qui, pour disparaître, bénéficiaient, dans une large mesure, de traitements spéciaux appropriés à ces complications.

1° *Adénoïdiens sans tumeurs circonscrites.*

Nous trouvons le rhino-pharynx présentant trois types de lésions différentes (Castex, Chatellier, Huber, (végét. chez le nourrisson, of *Pædiat. journ.*, 1894).

a). Semis diffus de végétations miliaires ;

b). Œdème de la muqueuse rhino-pharyngienne.

c). Epaississement de la muqueuse d'une façon uniforme, par infiltration de tissu adénoïde.

Les sujets qui ont un de ces trois types ne sont pas des chirurgicaux : ni la pince, ni la curette ne peuvent venir à bout de supprimer ces lésions, qui, pourtant font de ceux qui les atteignent, des malades.

En effet, ils ont des symptômes manifestes : sécrétion rhino-pharyngée intense, suppuration du rhino-pharynx, déglutition de leur muco-pus, inflammation constante de cette région, et par suite coryza chronique, porte d'entrée microbienne pour les ganglions du cou, inflammation de la trompe et maladies de l'oreille. Enfin, un certain nombre d'observations les montre comme possédant, peut-être à un degré moindre, mais non douteux, certaines complications imputées aux végétations adénoïdes vraies du pharynx.

Il faut donc les traiter et le traitement est indiqué comme nécessaire pour les mêmes raisons qui militent en faveur de l'acte chirurgical dans le cas de tumeurs véritables.

Il y a un autre groupe de malades qui ont été chirurgicaux et qui ne le sont plus, mais qui conservent encore des symptômes, atténués peut-être et cependant très évidents, d'inflammations rhino-pharyngienne. Ce sont les opérés chez lesquels l'opération a été incomplète.

Opération incomplète du fait de l'inhabilité de l'opérateur, faute qui est beaucoup plus fréquente qu'on ne le croit, parce que, si on agit avec la pince, on n'enlèvera que les tumeurs facilement explorables au doigt, si on agit avec la curette, on se borne souvent malheureusement à n'enlever que des copeaux.

Opération incomplète malgré une intervention bien comprise parce que les malades, porteurs de tumeurs circonscrites et nettes, ont très souvent un semis de petites végétations adénoïdes, une muqueuse hypertrophiée d'une façon générale, et ce semis échappe au chirurgien, surtout lorsqu'il opère après des douches pharyngiennes l'alun ou simplement des irrigations quelconques chaudes.

Sans doute, lorsqu'on suit avec soin un jeune enfant opéré récemment d'adénoïdes du pharynx, on s'aperçoit des modifications très rapides, heureuses, de son organisme. Ce sont celles qui ont frappé les premiers opérateurs et ont fait le succès de la méthode. Mais si on suit de près, on verra que, malgré l'intervention qui a été faite, ces malades conservent encore, ou des restes de végétations, ou des végétations minuscules et non enlevées, ou même des restes d'inflammation rhino-pharyngienne. Tout cela disparaît avec les progrès de l'âge quelquefois, car on sait que les végétations s'atrophient. Mais les vérifications sont là pour montrer que les graines de végétations n'ont pas toujours été enlevées.

Il faut donc soigner ces opérés.

Quel est le traitement qui leur convient le mieux ? Un procédé très important, très utile et que malheureusement il faut prolonger très longtemps pour en retirer un bénéfice, c'est l'irrigation naso-pharyngienne, soit avec de l'eau et de l'alun, soit avec de l'eau et du chlorure de sodium, mais l'eau doit être chaude et même très chaude.

La technique de ces irrigations doit être précisée avec soin, ainsi que l'indique Mendel (*Journal des Praticiens,* 10 déc. 1898), pour empêcher une trop forte pression qui amènerait les accidents dont parle Castex, accidents que, du reste, je n'ai pas vus se produire dans ma pratique.

Ce traitement local, seul, est évidemment un palliatif : il entretient l'asepsie relative de la région, il diminue la quantité du muco-pus, il fait rétrocéder les végétations pharyngiennes, supprime donc la gêne de la respiration, les dissonances de la parole. Mais sitôt qu'il est suspendu, si on n'a pas eu soin de se préoccuper de la diathèse, il

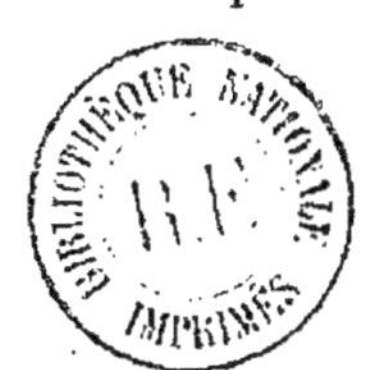

laisse le malade exposé à une récidive. De même, pour tout ce qui est complication éloignée du côté de l'oreille, du squelette, des ganglions du cou, du médiastin, ne supprimant pas la cause, on ne supprime pas non plus les effets.

Il semble donc que ce chapitre si important de pathologie infantile et adulte qu'on nomme *végétations du pharynx* ne doive pas être traité seulement comme une affection chirurgicale, comme une tumeur qu'on enlève et dont il ne reste plus de trace. C'est sans doute le fait saillant de leur histoire. Mais il ne faut pas oublier que même les petits opérés, et que beaucoup d'enfants qui ne peuvent être opérés, restent dans un état de certaine morbidité qui présente de graves inconvénients.

Et pour conclure, en un mot, nous dirons que, lors même que les chirurgiens, et à juste titre, auraient opéré toutes les tumeurs adénoïdes opérables, il y aurait encore de par le monde beaucoup d'adénoïdiens.

2° *Complications chez les adénoïdiens.*

On a tout mis sur le compte des végétations du pharynx. Certaines complications ne sont pas douteuses et sont entrées d'une façon définitive dans leur cadre nosologique. Nous citerons parmi elles les déformations crâniennes et faciales, la laryngite, la bronchite, l'adénopathie trachéo-bronchique, les troubles de la parole, des organes des sens, de l'oreille, le rachitisme, les déformations éloignées du rachis dont Bilhaut (*Ann. chir. et orthop.*, juill. 1898) vient de donner de nombreuses et évidentes observations.

Nous n'irons pas jusqu'à mettre sur le compte de ces végétations une série d'infections qui, ajoutées aux précédentes, finiraient par réunir toute la pathologie : l'hypertrophie cardiaque de croissance (Gallois, *Bull. méd.*, 22 déc. 1897), les néphrites et endocardites (Gallois, *Bull. méd.*, 26 sept. 1897), la scrofule tout entière (Gallois, *Bull. méd.*, déc. 1897). Il nous semble, d'après nos propres observations, qu'on a pris là trop souvent pour la cause des végétations adénoïdes des effets d'une même affection générale leur donnant en même temps naissance.

En tous cas, les polémiques ont été assez vives dans les journaux médicaux (Romm., *Rev. mens. des mal. enf.*, février 1898), pour qu'on ne considère pas la chose comme définitivement jugée.

Parmi ces complications, nous distinguerons deux grandes classes.

Les unes s'expliquent par des relations directes entre le rhino-pharynx affecté et les organes secondairement atteints; en ce cas, enlevez toutes les végétations adénoïdes : elles disparaîtront, et si vous ne pouvez toutes les enlever, appliquez un traitement soigneux, méticuleux, long, et vous les atténuerez. De cet ordre, sont les laryngites, les bronchites, les troubles de la parole, les affections auriculaires.

Mais il n'est pas douteux que la présence de végétations adénoïdes ne réagisse sur l'état général, et cela est tellement vrai que tous les auteurs sont d'accord pour considérer qu'une fois les végétations enlevées, on voit les déformations thoraciques se modifier favorablement, les déformations de la face disparaître plus ou moins rapidement. La constitution de l'enfant semble transformée, la croissance devient rapide, le squelette mieux conformé. Il faut donc conclure que l'état de l'organisme tout entier bénéficie de cette disparition des végétations adénoïdes du pharynx.

Ce bénéfice est-il très rapide et est-il complet ? C'est là un point délicat et qui, à notre avis, n'a pas été traité par les auteurs suffisamment. En un mot, existe-t-il des traces d'un état adénoïdien antérieur?

Nous n'hésitons pas à conclure que oui. Il faut quelquefois six mois, un an, pour que le résultat espéré se manifeste ; et encore, beaucoup d'adénoïdiens conservent-il un certain temps et définitivement des traces de leur état antérieur.

Voilà donc un nouveau point d'application d'un traitement : hâter et compléter l'effet produit par l'opération chirurgicale.

Il y a donc, en résumé, un traitement à faire aux adénoïdiens non opérables, soit que leur tumeur ne soit pas accessible à l'acte chirurgical, soit que l'intervention ait été aussi complète que possible.

Quelles peuvent être les indications de ce traitement ? Elles sont un peu différentes suivant les cas.

Pour tracer les indications du traitement des adénoïdiens dont les tumeurs ne sont pas chirurgicalement accessibles, il faut faire appel à la symptomatologie que présentent ces malades.

Or, un grand fait domine leur histoire ; ces enfants porteurs, soit d'œdème pharyngé chronique, soit de végétations miliaires et parsemées, sont des adénoïdiens intermittents. L'influence de l'humidité et du froid est extraordinaire sur l'état de leur rhino-pharynx. Pendant qu'ils habitent des régions sèches, tous les symptômes de végétations adénoïdes disparaissent ; ils parlent, chantent, respirent comme tout le monde ; plus de maux d'oreille, plus de muco-pus dans le pharynx. Ce sont là des faits sur lesquels on n'a pas beaucoup insisté et que l'on peut constater soit dans les stations maritimes, soit plus encore dans les stations balnéaires situées à une altitude au-dessus de 5oo mètres.

Dans ma pratique personnelle, j'ai été très fréquemment témoin de faits semblables, et, après un traitement court sur un sujet qu'on croit porter des végétations adénoïdes, on est très étonné de trouver la muqueuse pharyngée saine, quoiqu'il ait présenté tous les symptômes de l'adénoïdien. Il semble donc que la première indication du traitement, c'est de faire habiter l'été cet individu dans des régions sèches, élevées. Les stations thermales élevées leur conviennent d'une façon toute particulière.

Mais le traitement général doit, pour acquérir toute sa force, et surtout pour avoir des chances d'amener des résultats définitifs, être accompagné d'un traitement local qui peut se résumer de la façon suivante : irrigations naso-pharyngiennes très chaudes, très prolongées et très étendues, avec un liquide astringent et aseptique. En effet, tout le monde s'accorde à reconnaître l'influence merveilleuse de semblables lavages qui arrivent même à faire disparaître entre deux examens, très nettement, de volumineuses tumeurs adénoïdes.

On peut donc dire que les stations thermales élevées, salines et ferrugineuses, sont plus particulièrement destinées à ces adénoïdiens non opérables ou récemment opérés.

Un troisième coefficient de traitement est celui des complications.

Or, si nous laissons de côté les complications dues aux rapports anatomiques des végétations adénoïdes, complications que le traitement local et la cure d'air feront disparaître, ou au moins éloigneront, et que nous examinions les complications générales, nous ne tarderons pas à nous apercevoir que le plus grand nombre d'entre elles portent sur le squelette. Ce sont, en effet, des arrêts de croissance ou des malformations osseuses.

Il existe donc chez les adénoïdiens une dystrophie osseuse, dystrophie qui est à coup sûr en rapport avec la nutrition générale, dystrophie qui se rapproche, comme on l'a montré, notablement des troubles dus au rachitisme : scoliose, s'accompagnant d'amaigrissement intense (Redard, Bilhaut), déformations du thorax (Gallois).

Si on se trouve en face d'adénoïdiens non opérables

chirurgicalement ou d'enfants récemment opérés, il importe, pour éviter ou diminuer les complications osseuses chez les premiers, les faire disparaître, lorsqu'elles ont existé chez les seconds, de soumettre ces jeunes organismes à des traitements qui sont reconnus aptes à faciliter le développement normal du squelette et à guérir ces dystrophies habituelles.

Il faudra donc souvent combiner ce traitement des complications avec celui des adénoïdes non opérables, et chercher pour cela des stations climatériques et minérales qui conviennent le mieux à ce double *desideratum*.

C'est dans cet esprit, et mû par ces considérations à la fois théoriques et pratiques, que nous nous sommes efforcés de traiter à *Salins-Moûtiers* ces adénoïdiens non opérables ou récemment opérés.

L'altitude élevée de la station, la sécheresse du climat en été, la constitution des eaux thermales convenaient d'une façon toute spéciale, en effet, à cette sorte de traitement. Nous nous sommes servi d'irrigations naso-pharyngiennes quotidiennes et même bi-quotidiennes très chaudes, de la balnéation saline et ferrugineuse, de la cure de boisson, et, dès la première année de cette tentative, nous sommes parvenus à d'excellents résultats.

Les irrigations naso-pharygiennes ne nous ont donné aucun mécompte, et nous insistons particulièrement sur l'absence absolue d'accidents consécutifs et sur l'effet sédatif que nous avons obtenu par leur emploi : ce sont les irrigations et non les douches que nous préconisons, la douche pouvant forcer l'entrée de la trompe d'Eustache et provoquer de graves désordres. Jamais, nous n'avons constaté d'épistaxis consécutive.

L'effet sédatif est obtenu par la quantité considérable d'acide carbonique déversée par l'irrigation sur les muqueuses, quantité profitable et ne faisant pas craindre les dangers des douches d'acide carbonique et leurs ennuis :

le développement des sécrétions oculo-nasales, le larmoye-
ment de l'œil et l'obstruction des narines par d'abondantes
mucosités qui fatiguent les patients.

Les bains de longue durée, à eau courante, en baignoi-
res ou en piscines suivant les cas où nous avions affaire
à un rachitique qui doit rester couché ou à un lympha-
tique qui doit au contraire s'exercer au mouvement,
étaient très bien supportés, grâce à leur administration
graduelle.

La boisson de cette eau, dont la digestion est facilitée
par l'acide carbonique qu'elle renferme, vient compléter
le traitement ; elle permet en effet l'absorption de l'arsenic,
sous forme d'arséniate de fer, et active les échanges nu-
tritifs comme le montrent les analyses d'urine.

Cet ensemble nous permet d'être persuadés que, dans
un avenir qui n'est pas éloigné, la cure thermale sera le
complément presque nécessaire d'une intervention chirurgicale et parviendra à être considérée comme l'un des
traitements les plus efficaces pour les adénoïdiens non opérables.

Nous avons la ferme intention, après les premiers essais
qui reposent sur un grand nombre de cas, de continuer
nos recherches de ce côté d'une façon très méthodique,
très précise.

Il est un point, que, en terminant, nous tenons à mettre
vivement en lumière, grâce à des analyses d'urine, faites
d'une façon méticuleuse par notre confrère, le D' Beunat
directeur du laboratoire de *Salins-Moûtiers* et *Brides*,
c'est la diminution considérable de la quantité de phos,
phates éliminés par l'urine, l'augmentation des chlorures
et l'abaissement évident du coefficient de déminéralisation,
chez les enfants adénoïdiens pendant une cure thermale de
cette nature.

MOYENNE D'ANALYSES OU, DE PLUS, NOUS N'AVONS PAS TROUVÉ DE
VARIATIONS NOTABLES DANS LA QUANTITÉ DE L'URINE ÉMISE

	Avant	Après
Coefficient urologique.	14	14,5
Matières solides fixes à 100°. . . .	39 gr 96	44 gr »
Acidité totale en PhO^3.	1 60	1 60
Urée.	29 50	26 »
Acide urique.	1 »	» 60
Acide phosphorique.	4 »	3 50
Chlore.	4 85	6 20

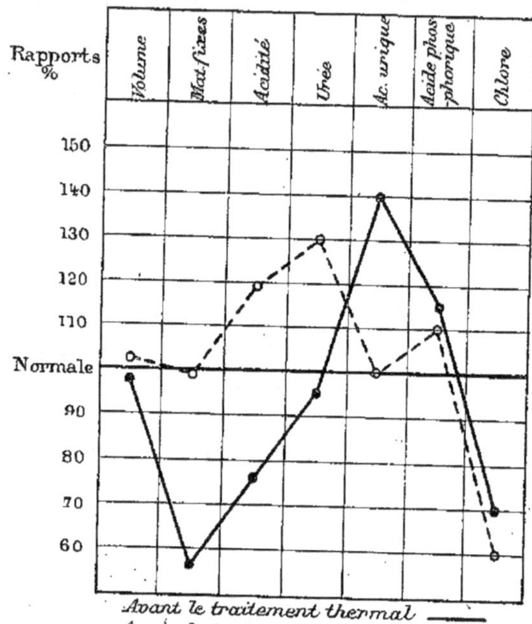

COEFFICIENTS ET RAPPORTS UROLOGIQUES

	Avant	Après
Rapport de l'urée aux matières solides (coeff. de Bouchard)..	74 o/o	58 o/o
Rapport des mat. minérales aux mat. solides (coeff. de déminéralisation)..	36	32
Rapport azoturique (coeff. d'oxydation de Robin).	86	88
Rapport phosphaturique de l'acide phosphorique à l'urée..	10	13
Rapport urique de l'acide urique à l'urée	3,4	2,3

Cette analyse des urines, faite minutieusement et fréquemment répétée au cours du traitement, nous a semblé
une excellente pierre de touche pour mesurer l'influence de
la cure thermale ; et nous devons faire ici appel à des
données un peu plus générales qui montrent bien, à notre
avis, que les adénoïdiens sont presque constamment atteints d'une modification de la nutrition, cause profonde
de toutes les dystrophies qu'on observe chez eux.

La clinique nous a appris qu'ils ont des déformations
osseuses : faciales, thoraciques, quelquefois des membres.
Il y a là, à n'en pas douter, une vie de développement
dans l'ossification du squelette.

L'expérimentation, sous forme d'analyses d'urines, nous
montre à son tour que cette dystrophie osseuse, qu'on
l'attribue ou non au rachitisme, s'accompagne de défaut
de nutrition ; l'élimination exagérée des phosphates, la
déminéralisation en sont des preuves irréfutables.

L'influence du traitement, appliqué par nous, s'est donc
trouvée à son tour affirmée par ces deux procédés d'inves-
tigation ; cliniquement, nous avons vu les exubérances des
tissus adénoïdiens diminuer, les déformations squelettiques
s'améliorer, pendant que la déminéralisation de l'individu
subissait un arrêt chimiquement appréciable.

Mai 1899.

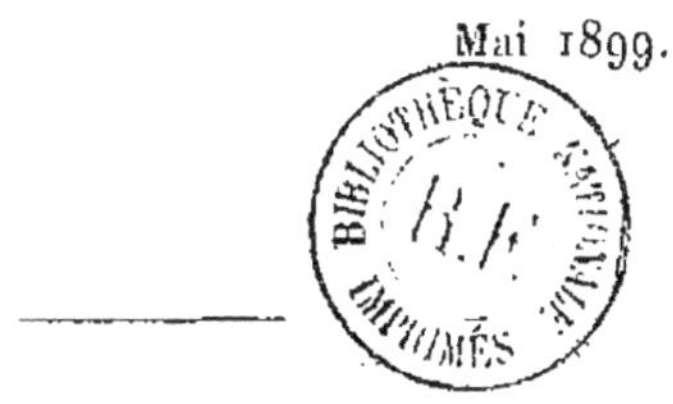

CHARTRES. — IMP. DURAND, RUE FULBERT.